Wafaa Abd El Ghany

Doenças dos psitacídeos

Wafaa Abd El Ghany

Doenças dos psitacídeos

ScienciaScripts

Cover image: www.ingimage.com

This book is a translation from the original published under ISBN 978-3-659-85619-8.

Publisher:
Sciencia Scripts
is a trademark of
Dodo Books Indian Ocean Ltd. and OmniScriptum S.R.L publishing group

120 High Road, East Finchley, London, N2 9ED, United Kingdom
Str. Armeneasca 28/1, office 1, Chisinau MD-2012, Republic of Moldova, Europe
Managing Directors: Ieva Konstantinova, Victoria Ursu
info@omniscriptum.com

Printed at: see last page
ISBN: 978-620-8-54378-5

Índice:

DOENÇAS DA PSITACINA ES

Prof. Dr. Wafaa Abd El-Ghany

Ph.D. Sc., Mv. Sc.

Professor

Departamento de Doenças das Aves de Capoeira

Faculdade de Medicina Veterinária, Universidade do Cairo

2016-2017

SINAIS DE SAÚDE E DOENÇAS

Disposição normal:

- A atitude é um dos primeiros indicadores de saúde.
- Uma ave saudável está atenta ao que a rodeia; está consciente de tudo o que se passa à sua volta.
- Uma ave saudável passa uma grande parte do seu dia em atividade e a brincar.
- Manterá uma postura direita durante a maior parte do tempo.
- Suporta igualmente o peso das duas pernas.
- Tem um excelente sentido de equilíbrio e é firme nos seus pés.
- As asas são mantidas junto ao corpo e a alturas iguais.
- A ave consome quantidades normais de comida e água.
- Os padrões respiratórios são outro indício do estado de saúde. A ave tem uma respiração suave e fácil. Não há respiração prolongada com a boca aberta após uma brincadeira ou stress. As taxas respiratórias voltam rapidamente ao normal após brincadeiras ou stress, com um abanar normal da cauda.
- Os olhos de uma ave saudável são brilhantes e claros. Não há inchaço ou vermelhidão das pálpebras ou dos tecidos conjuntivais.
- O tecido à volta dos olhos está limpo sem inchaço.
- Nas aves com manchas faciais nuas, a pele é de cor normal para a espécie. Não há hematomas.
- As orelhas de uma ave não devem ter qualquer vermelhidão, descarga ou obstrução. Não há inchaço dos tecidos que rodeiam as orelhas.
- A cavidade oral e o bico podem fornecer outros indícios de saúde.
- As membranas mucosas da cavidade oral são normalmente de cor rosa claro, sem corrimento ou massas.
- A pele é um dos maiores órgãos do corpo.
- A pele normal está isenta de vermelhidão, corrimento ou qualquer indício de inchaço.
- As escamas das patas e das pernas são normalmente lisas e planas.
- A pele sob as asas está intacta e isenta de lesões.

- Ter em atenção a pigmentação normal desta zona para detetar alterações.

Sinais de doença:

- Uma ave que se senta no fundo da gaiola, que parece ter dificuldades de equilíbrio ou que se senta sempre com a cabeça baixa, pode estar doente ou ferida.
- Uma ave doente pode também mostrar uma maior agressividade para com os seus companheiros de gaiola.
- A diminuição da quantidade de alimentos e água consumidos ou uma aparente falta de apetite pode ser um sinal de doença.
- Algumas aves doentes sentam-se à tigela e parecem comer, mas na realidade deixam cair mais do que consomem.
- O controlo regular do peso permite ao proprietário controlar a existência de doenças. Pese a sua ave à mesma hora todos os dias, por exemplo, de manhã cedo, logo depois de a ave acordar e antes de a alimentar. Uma perda de peso superior a 10% do peso corporal normal é uma indicação de doença e a ave deve ser examinada por um veterinário.
- Não há indícios de "tail bobbing" (movimento da cauda para cima e para baixo ao ritmo da respiração).
- O emaranhamento das penas nesta zona é uma possível indicação de diarreia.
- A descarga na região do respiradouro é uma indicação de infeção ou trauma.
- A hemorragia ou o inchaço da região do respiradouro podem indicar a presença de papilomas ou pode ser devido a traumatismo ou infeção.

Os primeiros sinais da doença:

Os sintomas que se seguem podem não exigir tratamento de emergência, mas como são anormais, qualquer ave que apresente estes sinais deve ser examinada pelo seu veterinário de aves, se não forem detectados durante o controlo regular:

- Penas partidas, dobradas, arrancadas ou mastigadas.
- Cores invulgares das penas.
- Penas manchadas sobre as narinas ou à volta do respiradouro.

- Material crocante nas narinas.
- Vermelhidão, inchaço ou perda de penas à volta do olho.
- Perda de padrão, calvície ou feridas na planta dos pés.
- Coxeio ou deslocação do peso corporal.
- Crescimento excessivo do bico ou das unhas.
- Pequenas alterações nos hábitos de falar, morder ou comer.
- Baixa reprodução em aves reprodutoras.
- Fezes anormais.

Sinais de doença grave:

Os sintomas que se seguem podem indicar um problema de saúde grave, pelo que se deve procurar imediatamente assistência veterinária.

- Alterações significativas no número e no aspeto dos excrementos.
- Diminuição ou consumo excessivo de alimentos e água.
- Mudança de atitude, personalidade ou comportamento.
- Postura de fluffed.
- Diminuição da vocalização.
- Alteração da respiração ou sons anormais.
- Alteração do peso ou do estado geral do corpo.
- Aumento ou inchaço do corpo.
- Qualquer hemorragia ou ferimento.
- Vómitos ou regurgitação (penas da cabeça coladas)
- Descarga das narinas, olhos ou boca.
- Perda de equilíbrio, incapacidade de se manter de pé sobre as duas pernas.

Avaliação dos excrementos:

- A observação dos excrementos é um método simples de monitorizar a saúde da ave.
- Podem ser utilizadas toalhas de papel, jornais ou outras superfícies lisas para forrar o fundo da gaiola, de modo a que o número, o volume, a cor e a consistência dos três componentes dos excrementos possam ser anotados diariamente.

- O aspeto normal dos excrementos de uma ave varia em função da sua alimentação.

Excrementos normais:

- A região respiratória de uma ave saudável está limpa e isenta de material fecal.
- Os excrementos (cocó) das aves são compostos por três partes: a porção fecal de cor sólida proveniente do intestino (a cor varia consoante a dieta); uma porção de urato cristalino branco proveniente dos rins; e uma porção de urina líquida clara proveniente dos rins.
- Num cocó normal, as porções verde e branca são quase iguais e há líquido suficiente para o fazer brilhar de humidade.
- O cocó terá uma consistência dura, mas macia, suficiente para manter a sua forma, fazer um remoinho apertado e ficar onde cai.
- O tamanho dos dejectos depende do tamanho da ave.
- A urina deve ser transparente. Os uratos são normalmente brancos.
- As fezes (resíduos alimentares do trato digestivo) podem diferir um pouco na cor e na consistência.
- As dietas com elevado teor de sementes produzem normalmente fezes homogéneas de cor preta ou verde escura. As aves que seguem dietas formuladas apresentam normalmente fezes macias e acastanhadas.
- A urina é normalmente um líquido claro. Uma dieta demasiado rica em vegetais e fruta pode aumentar o componente da urina, tal como uma dieta granulada.
- Os papagaios não têm ceco (a bolsa ligada ao intestino grosso dos mamíferos) e não têm fermentação no intestino, pelo que não produzem gases nem odores. Sorte dos pássaros.
- O cocó das aves geralmente não cheira como os excrementos dos mamíferos por várias razões. Em primeiro lugar, a dieta das aves consiste geralmente em menos carne e mais frutos; em segundo lugar, a proteína da carne é rica em sulfuretos, razão pela qual o cocó dos mamíferos é geralmente mais malcheiroso.
- Além disso, muitos mamíferos, como cães e gatos, têm glândulas anais perto do ânus, cujo conteúdo emite um odor desagradável.

Excrementos anormais:

As aves doentes podem manifestar-se:

- Diminuição do número total de dejectos.
- Alteração da cor para amarelo ou verde dos uratos ou da urina.
- Aumento do teor de água das fezes (diarreia).
- Aumento da porção de urina (poliúria).
- Diminuição do volume das fezes com aumento dos uratos (poliuratos).
- Presença de sangue.
- A ausência de excrementos pode indicar uma falta de ingestão de alimentos ou uma obstrução intestinal.
- As fezes de cor preta podem indicar que há uma hemorragia no alto da trato digestivo.
- Um aspeto líquido ou uma completa falta de forma das fezes indica diarreia.
- A presença de sangue fresco nos excrementos nunca é normal.
- Se as fezes não tiverem forma e a consistência for mais parecida com um pudim, trata-se de uma verdadeira diarreia.
- Se os excrementos tiverem grandes porções de material alimentar não digerido, como sementes inteiras, isso pode ser uma indicação de um problema digestivo, como a infeção pelo vírus da borna aviária (PDD).
- O aumento de frutas, legumes ou granulados coloridos na dieta de uma ave pode fazer com que o cocó seja mais aguado ou de cor estranha.
- Se a cor verde dos excrementos se tornar muito escura ou preta, isso é uma indicação de que a ave não está a comer e que só sai bílis nos excrementos.
- A urina pode tornar-se verde-amarelada devido à coloração da bílis, normalmente associada a uma doença, muitas vezes relacionada com o fígado, mas também pode ser causada por outras doenças.
- A urina pode tornar-se vermelha com sangue em casos de envenenamento por chumbo.
- A presença de demasiado líquido faz com que as porções fecais e de urato se "desenrolem" e pareçam soltas. A isto chama-se poliúria e não diarreia.

- As alterações da cor da porção de urato das fezes podem indicar uma doença metabólica (por exemplo, doença hepática) ou a presença de infecções virais ou bacterianas.
- Um grande aumento da quantidade de urina nos excrementos é uma indicação de que a ave aumentou a quantidade de água ingerida, o que é um possível sintoma de diabetes ou de outra doença.

Bico anormal:

- O bico é um alvo comum para uma série de processos de doenças infecciosas O vírus da doença do bico e das penas dos psitacídeos (PBFD) é causado por um circo-vírus e pode afetar uma vasta gama de papagaios.
- As lesões do bico são comuns nas catatuas e incluem espessamento, alongamento, ulceração e fracturas do bico. As aves com PBFD também perdem frequentemente as penas na cabeça e no corpo.
- Outros vírus que afectam o bico são o vírus da varíola e o vírus Polyoma.
- Os ácaros como o *Knemidokoptes* causam inflamação e proliferação do bico.
- O crescimento rápido do bico pode estar associado a doenças metabólicas ou à má nutrição.
- Os traumatismos são bastante frequentes e resultam, na maior parte das vezes, de uma mordedura de outra ave.
- As catatuas machos são agressivas durante a época de reprodução e a agressão ao companheiro é uma causa comum de bicos esmagados e de ferimentos na cara e na cabeça.
- A malnutrição é uma causa comum de amolecimento e descamação do bico. A deficiência de vitamina A é provavelmente a causa mais comum de amolecimento do bico.

Penas normais:

- As penas devem ser lisas e ter um aspeto brilhante e colorido.
- As penas rasgadas podem indicar um atraso na muda ou comportamentos de roer penas.
- Por vezes, os juvenis abusam das suas penas enquanto brincam, mas esta

situação corrige-se normalmente com a primeira muda, pois aprendem a cuidar melhor das suas penas.

Penas anormais:

- As penas com uma forma anormal podem indicar uma infeção viral, como a doença do bico e das penas dos psitacídeos.
- Uma ave que esteja a arrancar penas apenas sobre uma pequena área do corpo pode estar a demonstrar uma resposta à dor devido a um problema de doença subjacente a essa área.
- As infecções cutâneas e os problemas de doenças metabólicas também podem levar a comportamentos que danificam as penas.

Capítulo 1

Doenças virais

DOENÇA DE PACHECO

Agente causador:

- A doença de Pacheco é uma doença das aves altamente infecciosa e mortal.
- É causada pelo vírus da doença de Pacheco (PDV), que se propaga rapidamente e é um membro dos vírus do herpes, afectando especialmente as aves da família dos papagaios.
- Uma vez infetada, a ave pode ou não desenvolver sintomas, mas geralmente morre poucos dias depois de contrair a doença.
- Também conhecido como vírus do herpes dos papagaios, causa hepatite viral aguda nos psitacídeos.
- Esta família de vírus inclui também, por exemplo, o Herpes Simplex, responsável pelo herpes labial, e o herpes zoster, associado ao herpes zoster nos seres humanos.
- Existem três estirpes principais do vírus do herpes nas aves: uma afecta a eclodibilidade dos ovos nos periquitos; outra produz uma doença das vias respiratórias superiores nos papagaios da Amazónia; a terceira é responsável pela doença de Pacheco.
- No entanto, dentro destas estirpes existem vírus que causam doenças, vírus que permanecem dormentes e vírus que são inertes.
- Observada pela primeira vez na década de 1930 e que se pensava atacar apenas psitacídeos, existe um caso documentado de um tucano-de-bico-vermelho que sucumbiu à doença de Pacheco.
- Os papagaios do Novo Mundo (das Américas) parecem ser mais susceptíveis à doença de Pacheco do que os papagaios do Velho Mundo (da Australásia e de África).

Transmissão:

- Normalmente, a doença de Pacheco é transmitida através do contacto com alimentos, água ou fezes contaminados. Menos comum é a transmissão por via aérea.

- O vírus pode ser contraído de uma ave manifestamente doente, bem como de portadores, que parecem assintomáticos, mas que podem libertar o vírus nas fezes, bem como através de secreções oculares e respiratórias.
- As populações em risco incluem aves importadas, aves alojadas em aviários e lojas de animais em grandes grupos e aves em estações de quarentena.
- Pó de penas, pelo e ar, alimentos, água e vida contaminados
  As superfícies também ajudam a propagar esta doença mortal.
- Stress devido à perda de um companheiro, reprodução, deslocalização, alterações climáticas e
  outras alterações ambientais, também podem desencadear a infeção.
- É importante notar que o vírus do herpes da doença de Pacheco pode sobreviver fora do corpo da ave durante muito tempo e, assim, infetar uma ave a partir de qualquer superfície contaminada.
- Os vírus do herpes são activados em condições de stress, fadiga e subnutrição. Estas condições podem existir para as aves em situações de transporte, subnutrição, aglomeração e reprodução.

Sinais:

- A doença de Pacheco completa pode matar uma ave em menos de 24 horas a partir do início dos sintomas, tais como excrementos soltos e aquosos, uratos amarelados e letargia.
- Nas formas mais ligeiras da doença, as aves podem parecer cansadas, regurgitar, perder o apetite e desenvolver perda de equilíbrio e de coordenação.
- O período de incubação da doença de Pacheco é de 3-14 dias. Infelizmente, o sintoma mais comum é a morte súbita, sendo o diagnóstico confirmado na necropsia.
- Outros sintomas podem incluir diarreia com uma rápida progressão para a morte em 48 horas.
- Também se pode observar regurgitação, uratos amarelo-esverdeados e sinais

agudos do sistema nervoso central, como tremores, desequilíbrio ou convulsões.

- Fezes de cor verde, devido a lesões no fígado
- Falta de atenção
- Diarreia
- Corrimento nasal
- Falta de apetite
- Vermelhidão dos olhos
- Tremores
- Penas com folhos
- E embora estes sinais apareçam normalmente entre três a sete dias após a infeção, não todas as aves apresentarão sintomas.

Lesões:

- A doença de Pacheco danifica muitos dos órgãos da ave, incluindo o fígado, o baço e os rins. No entanto, se a ave sobreviver a uma infeção, os danos nos órgãos serão permanentes.
- Rins, fígado e baço aumentados, áreas circunscritas de necrose no fígado e hemorragia.
- A pele, o baço, os intestinos, o pâncreas e a cavidade corporal também podem apresentar hemorragia.

Diagnóstico:

- Existe apenas um teste prático comercial disponível.
- Este teste detecta pedaços de partículas virais no sangue da ave, nas fezes ou em esfregaços do interior da boca da ave. Este teste é designado por teste PCR.
- É extremamente sensível e detecta pequenas quantidades de partículas virais. O que o teste não nos diz é se o vírus que apanhou é uma estirpe de vírus causadora de doença.
- Muitas aves aparentemente saudáveis apresentam resultados positivos neste teste.
- Se se tratar de uma habitação com uma única ave, então não há qualquer problema e, de facto, o valor de testar essa ave é questionável. Se esta ave

provém ou vai ser introduzida numa habitação com várias aves, a única solução é vacinar todas as aves.

Tratamento e vacinação:

- A doença de Pacheco é geralmente considerada intratável devido ao seu início súbito e morte rápida.
- Tem havido algum sucesso com o medicamento antiviral aciclovir seguido de tratamento de apoio, incluindo a administração de fluidos, isolamento e alimentação por sonda (gavagens).
- O melhor tratamento para a doença de Pacheco é considerado a prevenção.
- Não existe uma verdadeira cura para esta doença e a única ajuda é apoiar a ave enquanto (e se) a doença passar.
- As vacinas estão disponíveis há muitos anos.
- Muitas pessoas mantiveram um certo receio em relação à vacina devido a efeitos secundários graves em certas aves.
- A vacina foi entretanto modificada e a vacina atualmente utilizada é segura.

Prevenção:

- Se a sua ave contrair a doença de Pacheco e sobreviver, o stress pode desencadear o ressurgimento da infeção. Por conseguinte, é importante colocar em quarentena todas as aves suspeitas de terem este vírus durante um a dois meses e garantir que não se propaga a outros animais.
- Todas as superfícies contaminadas devem então ser desinfectadas com um oxidante, como a lixívia de cloro. Todos os filtros de ar da casa devem também ser substituídos.
- É importante que as aves façam análises regulares.
- As vacinas estão disponíveis em injecções de duas doses e são administradas às aves infectadas em intervalos de quatro semanas. Depois disso, é necessária uma dose de reforço anualmente. No entanto, a vacina tem tido efeitos secundários e apenas as aves em risco - como as aves das lojas de animais - devem ser vacinadas.
- A observância rigorosa de boas técnicas de criação e o isolamento rápido dos

casos suspeitos são as melhores medidas preventivas a adotar. Nos casos em que se suspeite de portadores, alguns sugerem testes serológicos para o vírus. No entanto, devido a problemas de falsos negativos e ao facto de todas as aves positivas não transmitirem o vírus, outros ainda não consideram este um instrumento de diagnóstico fiável.

DOENÇA DO BICO E DAS PENAS DOS PSITACÍDEOS (PBFD)

- A doença do bico e das penas dos psitacídeos (PBFD) é uma doença viral contagiosa e fatal que afecta o bico, as penas e o sistema imunitário das aves pertencentes à família Psittacidae.
- Foi reconhecida pela primeira vez em 1975 por veterinários na Austrália, onde a doença afecta aves selvagens. Embora as aves que apresentam sinais de doença morram normalmente, é comum que as aves sejam expostas ao vírus, desenvolvam uma infeção ligeira e recuperem.

Suscetibilidade:

- A PBFD foi diagnosticada em mais de 40 espécies de psitacídeos, principalmente em membros da família dos papagaios do velho mundo .
- A PBFD é observada com mais frequência nas catatuas, mas os papagaios Eclectus, os pombinhos, os periquitos e os papagaios cinzentos africanos também são afectados.
- As aves mais jovens são mais frequentemente afectadas, especialmente com a forma aguda da doença. A maioria das aves diagnosticadas com PBFD tem menos de 2 anos de idade.

Agente causador:

- A PBFD é causada por um vírus de ADN que afecta as células do sistema imunitário e as que produzem o bico e as penas.
- O vírus é um vírus Circo, que é um dos mais pequenos vírus conhecidos como causadores de doenças.
- Um vírus semelhante afecta as pombas e outras aves.

Transmissão:

- A PBFD é extremamente contagiosa. Grandes quantidades do vírus, que podem ser transportadas pelo ar, encontram-se nos excrementos, no conteúdo das culturas e no pó das penas das aves infectadas.
- O pó das penas dispersa-se facilmente e pode contaminar os alimentos, a água, as gaiolas, o vestuário e outras áreas do ambiente.
- Pensa-se que a PBFD é transmitida por inalação ou ingestão do vírus.
- Foi sugerido que o vírus pode ser transmitido no útero a partir do a ave fêmea para o ovo.
- O período de incubação (tempo entre a exposição ao vírus e a desenvolvimento de sinais) pode ser tão curto como 3-4 semanas, ou até vários anos, dependendo da quantidade de vírus transmitido, da idade da ave, da fase de desenvolvimento das penas e da saúde do sistema imunitário da ave.

Sinais:

- Existem formas agudas e crónicas da doença.

Forma Peracute/Acute:

- As formas peraguda e aguda ocorrem mais frequentemente em aves muito jovens e podem começar com sinais não relacionados com o bico ou as penas. As aves afectadas estão frequentemente deprimidas e regurgitam devido à estase das culturas.
- Os juvenis que perdem a penugem e as penas em desenvolvimento podem apresentar lesões nas penas, incluindo bandas circulares à volta das penas que as apertam na sua base.
- Estas penas estão frequentemente soltas, partem-se facilmente, podem sangrar e são muito dolorosas.
- Podem desenvolver uma enterite ou pneumonia causadora de diarreia e morrer sem apresentar quaisquer lesões nas penas ou no bico. Esta é frequentemente designada por forma per-aguda da doença.

Forma crónica:

- Na forma crónica da PBFD, que é mais comum em aves mais velhas, as penas do pó para baixo são frequentemente as primeiras penas afectadas.

- As penas são frágeis e fracturam-se facilmente, têm bandas constritivas, podem ter hemorragias e podem estar descoloridas, deformadas ou enroladas.
- À medida que os folículos das penas se danificam, a ave fica rapidamente incapaz de substituir as penas e perde as penas primárias, secundárias, da cauda e da crista.
- A pele nua é exposta e o pó normal das penas não se encontra no corpo ou no bico, onde normalmente se acumula devido à preensão.
- As anomalias das penas, frequentemente designadas por "penas distróficas", podem não aparecer até à primeira muda após a infeção, que pode durar até 6 meses.
- O bico pode apresentar zonas afundadas irregulares.
- Podem ser encontradas áreas necróticas castanhas no interior do bico superior e o bico pode alongar-se, deformar-se e fraturar.
- Ocorrem frequentemente infecções secundárias do bico e da boca.
- Nalgumas aves, as unhas podem também ser deformadas ou descamar.
- Pode ocorrer a presença de muco nas fezes ou uma tonalidade verde nas fezes. Em algumas aves, o fígado é afetado e a insuficiência hepática pode ser a causa da morte.
- As aves com a forma crónica da doença podem viver meses ou anos antes de morrerem de uma infeção secundária.
- Este longo período de doença em que a ave pode ficar sem penas e enfraquecer gradualmente pode ser muito difícil do ponto de vista emocional para os donos.

Diagnóstico:

- A revisão da história clínica, a presença de sinais clínicos e as observações durante o exame físico apoiam o diagnóstico de PBFD.
- Outras condições, como deficiências nutricionais, infeção com o vírus Polyoma (que causa a doença dos periquitos e outras doenças dos psitacídeos), anomalias hormonais e reacções a medicamentos podem causar lesões nas penas semelhantes à PBFD.

- A histopatologia (exames microscópicos de biopsias) pode confirmar o diagnóstico. As células afectadas terão anomalias nos seus núcleos, denominadas "corpos de inclusão basofílicos intra-nucleares". O diagnóstico também pode ser confirmado por um teste PCR (reação em cadeia da polimerase) em amostras de sangue total ou de biopsia da ave afetada. O teste detecta a presença do vírus.
- Este teste também pode ser utilizado em esfregaços de superfícies no ambiente para detetar contaminação.
- Podem ocorrer resultados de teste falsos positivos e falsos negativos. Por exemplo, células infectadas transportadas pelo ar podem contaminar uma amostra e causar um resultado falso positivo.
- As aves saudáveis com um resultado positivo no teste devem ser novamente testadas após 90 dias. Se continuarem a ter resultados de teste positivos, devem ser consideradas portadoras do vírus.
- Se o novo teste for negativo, a ave pode ter eliminado o vírus e ter-se tornado imune.
- Podem ocorrer resultados falsos negativos se houver demasiado anticoagulante na amostra, se estiver presente um número extremamente elevado de partículas virais e estas interferirem com o teste ou se houver um número insuficiente de glóbulos brancos infectados na amostra.

Tratamento:

- Não existe um tratamento específico para a PBFD.
- Podem ser oferecidos cuidados de apoio, incluindo uma boa alimentação, calor suplementar (incubadora), corte do bico e tratamento de infecções secundárias.
- A doença, no entanto, é progressiva e muito poucas aves recuperam.
- Poderá ser necessário considerar a eutanásia para as aves com sinais graves e/ou dolorosos.
- As aves que morrem de morte natural sucumbem geralmente a uma infeção secundária bacteriana, fúngica ou viral, apesar do tratamento, uma vez que o seu sistema imunitário foi criticamente suprimido. A maioria das aves morre no

prazo de 6 meses a 2 anos após o desenvolvimento da doença.

Prevenção e controlo:

- As aves devem ser compradas a fornecedores com aves isentas de doenças.
- As novas aves que entram nas instalações devem ser colocadas em quarentena e testadas. Recomenda-se a repetição do teste dentro de 3-4 semanas para permitir o período de incubação.
- As aves infectadas deveriam ser isoladas e retiradas dos programas de reprodução. As aves juvenis deveriam ser alojadas separadamente dos adultos.
- Os proprietários de aves têm de compreender que, se manusearem as aves de outras pessoas, pode ser possível que estas tragam o vírus para a sua casa e infectem as suas aves. Devem ser adoptadas boas práticas de higiene e saneamento.
- Não existe nenhum desinfetante conhecido que mate este vírus.
- Na Austrália, foi desenvolvida uma vacina morta que pode proteger as aves não expostas; pode causar uma doença mais grave em aves que já apresentem sinais de PBFD. As aves devem ser vacinadas o mais cedo possível, logo a partir dos 14 dias de idade. A vacina deve ser reforçada após um mês e as aves reprodutoras devem ser vacinadas um mês antes da reprodução.

DOENÇA PAPILOMATOSA

- A papilomatose refere-se a crescimentos de epitélio cor-de-rosa, proliferativos, vasculares, semelhantes a verrugas ou couve-flor.
- Os papilomas podem ocorrer isoladamente ou em grupos. Embora possam ocorrer na cavidade oral, papo, esófago, proventrículo, ventrículo, cloaca, trato respiratório e conjuntiva, as localizações mais comuns são a cavidade oral e a cloaca.
- Pensa-se que seja de etiologia viral e infecciosa, a propagação é provavelmente através da preensão e de outros contactos estreitos entre aves.

Incidência e transmissão:

- A maior incidência de papilomatose ocorre em psitacídeos da América Central e do Sul - especialmente araras-verdes (cloacal), araras-azuis e douradas (oral), bem como em amazonas, conures e papagaios-cabeça-de-falcão (cloacal).

Sinais:

- Os sinais exibidos dependem do local onde os papilomas ocorrem.
- As lesões orais podem provocar pieira, dificuldade em engolir e respiração com a boca aberta.
- Os papilomas na glote podem causar asfixia se obstruírem as vias respiratórias.
- Os papilomas no trato gastrointestinal podem causar vómitos, perda de apetite e definhamento.
- A infertilidade pode ocorrer devido a obstrução mecânica ou infeção ascendente. Embora as aves possam viver durante anos com papilomatose, o prognóstico a longo prazo é reservado.
- É frequente verificar-se uma evolução positiva e negativa, com os sinais a desaparecerem durante algum tempo.
- No entanto, com o tempo, as lesões progridem. A papilomatose tem sido associado ao ducto biliar e ao ducto pancreático em papagaios da Amazónia.

Papilomas cloacais:

- Podem ser inicialmente confundidos com um prolapso. Podem ser vistos a sobressair do respiradouro quando a ave fica stressada ou durante a eliminação.
- Ocorrem distensões, sangue nas fezes, gases e um odor anormal nas fezes.
- As lesões espalham-se frequentemente por toda a cloaca e podem tornar-se tão extensas que não podem ser retraídas para o respiradouro.

Diagnóstico e Controlo:

- O diagnóstico é efectuado através de exame físico, radiografias contrastadas e fluoroscopia.
- Esta doença pode imitar outras doenças, como corpos estranhos, infecções bacterianas e fúngicas, envenenamento por chumbo e PDD.
- Foram experimentadas várias modalidades de tratamento que incluem a ressecção cirúrgica, a criocirurgia, a cauterização química, a vacinação autógena e o laser.
- A cirurgia a laser parece oferecer os melhores resultados.

- A papilomatose não pode ser curada. Podem ser feitos paliativos para tornar as aves afectadas mais confortáveis, mas trata-se frequentemente de uma doença progressiva e debilitante.
- Todas as novas aves de espécies susceptíveis deveriam ser cuidadosamente examinadas para identificar as que apresentam papilomas orais ou cloacais.
- As aves infectadas não deveriam ser alojadas com aves não infectadas.

INFECÇÃO PELO VÍRUS DO POLIOMA

- O vírus do Polyoma afecta principalmente as aves jovens antes do desmame. Os adultos raramente são afectados e podem apresentar sintomas transitórios não específicos
(sonolência, falta de apetite, diarreia).
- Nos periquitos, o vírus pode causar sintomas diferentes dos de outros psitacídeos.
- Os periquitos jovens apresentam um crescimento anormal das penas (anteriormente designado por muda francesa).
- A doença é fatal para a maioria das aves jovens, mas as que sobrevivem podem (ou não) apresentar danos permanentes na sua plumagem. Estas aves podem tornar-se portadoras do vírus que expelem através dos seus excrementos.
- Os papagaios jovens que contraem o vírus tornam-se letárgicos, têm dificuldade em digerir os alimentos e, na maioria das vezes, morrem. A progressão da doença pode ser tão curta como 1 a 3 dias.
- Um certo número de aves jovens pode sobreviver à doença. Outras, podem adquirir e processar o vírus sem mostrar sintomas graves, e libertar o vírus, contaminando assim o ambiente e espalhando a infeção.
- Com exceção dos periquitos e das calopsitas, que continuam a libertar o vírus ao longo da vida, as outras espécies não são consideradas portadoras persistentes.
- A disseminação do vírus ocorre durante um período de 6 a 18 meses após a infeção.

Tratamento:

- Atualmente, não existe cura quando uma ave é infetada com o vírus, mas existe uma vacina preventiva.
- Uma vez que o vírus Polyoma não afecta as aves adultas mantidas por indivíduos num ambiente privado, a vacinação não é necessária.
- Por outro lado, esta vacina é altamente recomendada para aves em instalações de reprodução e para bebés jovens expostos a outras aves.

DOENÇA DE DILATAÇÃO PROVENTRICULAR (DPD)

- O processo digestivo do papagaio é caracterizado por uma digestão para a frente

e para trás

circulação dos alimentos entre o proventrículo, a moela e os intestinos.

- A PDD é causada por um vírus (ainda não identificado) que paralisa o sistema gastrointestinal, interferindo com este movimento, impedindo assim a digestão e a absorção dos alimentos.
- Os alimentos ficam estagnados no proventrículo e podem apodrecer ou passar rapidamente pelo sistema sem serem digeridos.

Sinais:

- O papagaio come vorazmente, sentindo fome apesar da quantidade de comida que ingere, pois recebe pouca nutrição.
- Segue-se uma perda de peso progressiva e um lento declínio da saúde.

Tratamento:

- Ainda não se conhecem todos os pormenores desta doença, mas sabe-se que pode afetar todos os psitacídeos, jovens ou adultos.
- Até à data, apenas estão disponíveis tratamentos paliativos e cuidados de apoio.

INFECÇÃO POR VARÍOLA AVIÁRIA

- A infeção por poxvírus é mais frequentemente observada em canários alojados no exterior, em papagaios jovens e em aves selvagens recentemente capturadas.
- Existem muitos tipos diferentes de vírus da varíola; alguns afectam apenas determinadas espécies de aves, outros afectam várias espécies.
- Por exemplo, o vírus da varíola do canário só afecta os canários e as aves que podem cruzar com canários.

Transmissão:

- O poxvírus é transmitido através da ingestão ou inalação do vírus. Os mosquitos podem transmitir o vírus, e os surtos são mais comuns em aves alojadas em gaiolas exteriores ou aviários.
- O vírus também pode entrar no corpo da ave através de uma ferida pré-existente ou de uma ferida aberta.
- Por último, os instrumentos e o equipamento utilizados na alimentação manual das aves bebés podem transmitir o vírus.
- O período de incubação é de cinco a dez dias.

Sinais:

- Os sinais clínicos podem variar, mas existem três formas gerais da doença. Num surto, pode observar-se mais do que uma forma da doença.

Cutânea (Varíola seca)

- Afecta os Raptors e os Psittacines.
- Os nódulos desenvolvem-se nas áreas sem penas da ave, incluindo as pernas, os pés, as narinas, o bico e à volta dos olhos. Os nódulos transformam-se em pústulas que se abrem e formam crostas, podendo ficar secundariamente infectadas com bactérias ou fungos.
- Se o olho estiver envolvido, podem ocorrer pálpebras avermelhadas, corrimento, inflamação da córnea, cataratas e um olho encolhido.
- Algumas lesões podem ser muito grandes e podem estar presentes durante 6 semanas ou mais.

Difteróide (varíola húmida)

- Passeriformes afectados, papagaios-de-peito-azul e papagaios-pionus.
- A conjuntivite é frequentemente o primeiro sinal da doença. Depois, desenvolvem-se lesões cinzentas a castanhas no interior da boca, na língua, que podem estender-se até ao esófago. A ave pode ter dificuldade em comer e beber. Podem formar-se lesões nos olhos e à volta deles, causando por vezes úlceras graves na córnea e danos permanentes no olho.

Septicémico

- Afecta canários e tentilhões
- Os sinais ocorrem geralmente de repente e podem estar envolvidos muitos sistemas do corpo. A ave pode mostrar vários sinais de doença, incluindo penas afofadas, perda de apetite e letargia. Desenvolvem pneumonia, com a consequente cianose, e muitas morrem no espaço de 2 a 3 dias.

Diagnóstico:

- O diagnóstico de uma infeção por poxvírus é frequentemente feito através do exame microscópico de células obtidas por esfregaço de uma lesão, colocando o material numa lâmina e corando-o.
- Os exames microscópicos de biópsias e o isolamento do vírus a partir de tecidos afectados também podem ser diagnósticos.

Tratamento:

- Não existem medicamentos que matem o vírus, pelo que o tratamento envolve cuidados de apoio para ajudar a ave a recuperar.
- A vitamina A pode ser administrada aos papagaios para melhorar a saúde da pele e do revestimento da boca e do esófago.
- Podem ser utilizados antibióticos e antifúngicos para prevenir ou tratar eventuais infecções secundárias.
- A alimentação por sonda pode ser necessária em algumas aves que não se alimentam.
- As crostas à volta dos olhos podem ser suavizadas com compressas húmidas.
- NÃO tentar remover as crostas.
- Podem ser utilizadas pomadas oftálmicas se os olhos forem afectados.

Controlar um surto:

- Evitar a exposição das aves aos mosquitos através da utilização de telas.
- Utilizar a vacina contra o poxvírus disponível para a espécie específica, por exemplo, pombos, pombas, canários ou psitacídeos, para vacinar aves saudáveis.
- Isolar as aves afectadas das outras.
- Alimentar e tratar sempre as aves saudáveis antes de tratar as aves doentes.
- Lavar bem as mãos depois de manusear aves doentes.

- Utilizar equipamento separado para a alimentação manual de cada ave. Limpar e desinfetar os pratos de comida e água, quaisquer instrumentos ou materiais utilizados na alimentação manual e qualquer outro equipamento que possa entrar em contacto com as secreções orais das aves. Os desinfectantes adequados incluem hidróxido de potássio (KOH) a 1%, hidróxido de sódio (NaOH) a 2% e fenol a 5%.
- Proteger as aves de feridas, uma vez que o vírus da varíola pode entrar no corpo através de uma fratura na pele ou de uma ferida aberta.

DOENÇA DE NEW CASTLES

- A doença de New Castle (ND) é um vírus zoonótico que pode afetar tanto as aves como as pessoas.
- Embora seja mais frequente nas aves selvagens, a doença de ND também pode afetar os papagaios e outras espécies de aves de companhia.
- A ND é transmitida através de fluidos orais e fecais. Os sintomas mais comuns da doença nas aves incluem convulsões, perturbações da função respiratória e posturas anormais associadas a problemas neurológicos.
- Embora a doença neurodegenerativa nos papagaios seja rara, pode ocorrer e ocorreu em muitos casos.
- Muitas vezes referida como cinomose aviária ou Newcastle viscerotrópico velogénico

  (VVND), a DN é uma das doenças mais graves das aves.
- Identificada pela primeira vez em 1926 em Newcastle-on-Tyne, em Inglaterra, a doença foi posteriormente detectada nos Estados Unidos em 1944. Atualmente, a doença espalhou-se pelas populações aviárias de todo o mundo, afectando aves de todas as idades.
- No entanto, é mais prevalente em aves importadas do Sudeste Asiático e da América Central.

Agente causador:

- A DN é causada por um vírus (vírus Paramyxo, do serótipo do Grupo 1). Especialmente agressivo, o primeiro surto generalizado de ND ocorreu nos

EUA, no sul da Califórnia.

- Em 1972, aves infectadas num aviário exótico transmitiram a infeção a galinhas de explorações vizinhas.
- Antes de terminar, milhões de galinhas morreram ou foram eutanasiadas, numa tentativa bem sucedida de controlar a propagação. Este surto foi diretamente responsável pela adoção, pelo USDA, de sistemas de quarentena para aves importadas em 1974.
- Desde essa altura, não se registou outro surto de gravidade semelhante.

Transmissão:

- Com uma afinidade pelos glóbulos vermelhos, o vírus espalha-se rapidamente pelo corpo.
- O vírus é altamente contagioso e propaga-se nos excrementos e nas secreções nasais por contacto direto, através do ar ou em objectos contaminados, tais como solas de sapatos, alimentos ou pratos e gaiolas infectados.
- O vírus também pode penetrar nas cascas dos ovos que entram em contacto com tecidos ou alimentos infectados, infectando assim o embrião.
- Pode sobreviver fora de um hospedeiro durante várias semanas num ambiente quente e húmido e indefinidamente em material congelado.

Diagnóstico:

- O diagnóstico é feito através do isolamento do vírus a partir das fezes de aves vivas ou dos órgãos de animais infectados disponíveis na necropsia.
- Uma vez confirmado o diagnóstico, as recomendações sobre a eutanásia e a eliminação das aves infectadas e a administração de quarentenas para evitar a propagação.

Tratamento:

- Não existe tratamento ou vacina; no entanto, foram utilizadas injecções de soro hiper-imune para proteger as aves expostas antes de se tornarem sintomáticas.
- Quando as aves começam a apresentar sintomas, esta medida é ineficaz.
- Infelizmente, o prognóstico desta doença é mau, com uma taxa de mortalidade de quase 100%, uma vez infetada.

Prevenção:

- Desde que os requisitos de quarentena foram introduzidos em 1974, a incidência da doença necrótica foi grandemente reduzida, mas ainda não foi erradicada em todo o mundo.
- Embora seja resistente e capaz de sobreviver em muitos ambientes, o vírus é destruído rapidamente pela desidratação e pela exposição aos raios ultravioleta (luz solar).
- Todas as aves a importar devem ser colocadas em quarentena em instalações fora do país durante 30 dias antes de entrarem no país.
- Todos os casos suspeitos de doenças neurodegenerativas devem ser comunicados às autoridades.
- As aves recentemente adquiridas deveriam ser isoladas durante pelo menos 30 dias - 6 semanas é melhor. Ponha de parte sapatos e vestuário para serem usados apenas na área de quarentena.
- Deve ser solicitado ao fornecedor das aves um certificado que confirme que a(s) sua(s) ave(s) foi(ram) legalmente importada(s) ou criada(s) no país de origem. Deve ser solicitado um certificado sanitário e verificar se a(s) ave(s) será(ão) transportada(s) em gaiolas novas ou cuidadosamente desinfectadas. O maior contribuinte para a propagação da doença infecciosa não transmissível é a indústria do contrabando de aves
- Permitir apenas a presença de trabalhadores e veículos essenciais na exploração ou, pelo menos, apenas nas zonas imediatamente adjacentes aos aviários e incluindo os mesmos.
- Fornecer vestuário limpo e instalações de limpeza aos empregados.
- Limpar e desinfetar os veículos (incluindo pneus e chassis) que entram e saem da exploração.
- Evitar visitar outras explorações avícolas.
- Não manter aves de estimação na quinta.
- Manter uma filosofia de gestão do rebanho "tudo dentro, tudo fora":
    - Controlar os movimentos de todas as aves de capoeira e produtos à base

de aves de capoeira de exploração para exploração.

  - Não abater aves adultas de um bando para serem vendidas num mercado vivo.
  - Limpar e desinfetar os aviários entre cada lote de aves.

- Proteger os bandos de aves selvagens que tentam nidificar nos aviários e não alimentar os bandos em conjunto com aves domésticas.
- Manter controlos rigorosos sobre a eliminação e o manuseamento de carcaças de aves, camas e estrume.
- Levar as aves doentes a um laboratório aprovado para exame.

Capítulo 2

Doenças bacterianas

PSITTACOSE

Definição:

- A doença nos seres humanos chama-se psitacose, e o mesmo termo é normalmente utilizado para referir a doença nos papagaios. Um termo mais exato para a doença aviária é "clamidiose aviária".
- Por vezes, é também designada por febre do papagaio.

Agente causador:

- A psitacose é causada por um organismo chamado *Chlamydophila psittaci*, anteriormente conhecido como *Chlamydia psittaci*. Este organismo tem caraterísticas tanto de bactérias como de vírus.
- *A C. psittaci* também pode infetar outros mamíferos.

Transmissão:

- A doença pode ser transmitida através de corrimento nasal e fezes, quer por inalação quer por ingestão.
- *A C. psittaci* é resistente à secagem, pelo que pode sobreviver durante muito tempo na ambiente e é facilmente transportado pelo ar em partículas de poeira.
- A disseminação de *C. psittaci* pelas aves infectadas (incluindo aves assintomáticas) aumenta em períodos de stress (transporte, sobrelotação, stress ambiental, presença de outras doenças, reprodução, etc.).

Sinais:

- Descarga dos olhos ou das narinas.
- Dificuldade em respirar.
- Diarreia e letargia.
- Diminuição do apetite.
- Perda de peso, fraqueza e depressão.

- A doença pode ser fatal.
- As aves podem ser portadoras de *C. psittaci* sem mostrar quaisquer sinais.
- Os portadores podem subsequentemente ficar doentes se ficarem stressados e podem transmitir o organismo à sua descendência, que pode ficar doente ou morrer, uma vez que as aves jovens são mais susceptíveis.

Diagnóstico:

- Não existe um único teste definitivo para a clamidiose, embora o seu veterinário disponha de vários testes de rastreio.
- Para o diagnóstico, pode ser utilizada uma combinação de história, sinais clínicos, análises sanguíneas e testes que detectem a presença de *C. psittaci.*

Prevenção:

- Se possível, compre aves de fontes que efectuem um rastreio prévio da clamidiose e peça a um veterinário de aves para rastrear a clamidiose nas aves novas.
- Se já tiver aves em casa, coloque as novas aves em quarentena durante pelo menos 6 semanas.
- Se uma das suas aves for diagnosticada com clamidiose, essa ave deve ser isoladas de outras aves (de preferência num edifício diferente, uma vez que a doença pode ser facilmente transmitida por partículas transportadas pelo ar) e quaisquer outras aves que mostrem sinais devem ser imediatamente isoladas também.

Tratamento:

- A doença é geralmente tratável, mas o sucesso do tratamento depende do estado geral de saúde da ave e da presença de outras doenças, bem como da idade e da espécie da ave.
- O tratamento é geralmente de longa duração (certifique-se de que segue o curso completo) e deve ser combinada com uma desinfeção completa das instalações.

Precauções se a sua ave tiver clamidiose:

Uma vez que a doença pode ser transmitida às pessoas (ou seja, é zoonótica), se a sua ave de estimação for diagnosticada com clamidiose, devem ser tomadas as seguintes precauções:

- Desinfetar cuidadosamente o local e todos os objectos da ave.
- Ter cuidado ao manusear os excrementos das aves.
- Manter a circulação de penas e poeiras no mínimo.
- Não permitir que pessoas idosas, grávidas, doentes ou muito jovens tenham contacto com a ave.
- Reduzir o stress no ambiente da ave.

Sinais em seres humanos:

- Nas pessoas, os sinais surgem geralmente 4-15 dias após a exposição e podem incluir o aparecimento súbito de febre, arrepios, dores de cabeça, mal-estar e dores musculares, tosse não produtiva e, por vezes, dificuldade respiratória e aperto no peito.
- A infeção por *C. psittaci* pode resultar em pneumonia, por vezes grave.
- Raramente, outros órgãos podem ser afectados, tendo sido registados casos fatais.

Quem está em risco?

- 70% dos casos em pessoas resultam do contacto com aves de companhia.
- A psitacose pode estar sub-diagnosticada, mas não é uma doença comum em humanos.
- A psitacose é geralmente bastante ligeira e facilmente tratável com antibióticos, mas pode ser fatal, por isso, se tiver sintomas de psitacose e tiver tido contacto com uma ave, não se esqueça de informar o seu médico.
- As pessoas imunocomprometidas, os idosos e as crianças pequenas correm um risco acrescido de contrair doenças e complicações graves.

TUBERCULOSE AVIÁRIA

- A tuberculose é uma doença zoonótica que pode infetar tanto as aves como os seres humanos.

- A tuberculose aviária é transmitida pelo ar e as infecções são causadas pela inalação de organismos libertados na matéria fecal.
- A tuberculose aviária pode ser transmitida às pessoas, tal como as pessoas infectadas com tuberculose podem transmitir a sua doença às aves.

Agente causador:

- As infecções *por Mycobacterium avium* nas aves são pouco frequentes e são causadas por uma bactéria relacionada com a que causa a tuberculose.
- Estas bactérias podem infetar vários órgãos.

Transmissão:

- *O Mycobacterium avium* pode ser encontrado nos excrementos das aves infectadas.
- Os excrementos podem contaminar os alimentos e a água, e as bactérias podem depois ser ingeridas por aves não infectadas.
- *A Mycobacterium avium* também pode ser transmitida através da inalação da bactéria.

Sinais:

- Abdómen inchado,
- Perda de peso, apesar de terem bom apetite,
- Diarreia, excrementos aquosos,
- Respiração prejudicada,
- Coxeamento,
- Pobres penas,
- Aumentar o volume dos uratos brancos nos excrementos de uma ave,
- Nódulos ou úlceras cutâneas

Tratamento:

- O tratamento com antibióticos especializados é dispendioso e pode ter de ser continuado durante um ano ou mais.
- Muitas pessoas, especialmente aquelas com sistemas imunitários suprimidos,

foram diagnosticadas com infecções por *Mycobacterium avium*, mas estes casos foram associados a água contaminada, exposição do ambiente, etc., mas não a aves de companhia. No entanto, o potencial de transmissão zoonótica deve ser considerado, especialmente em agregados familiares com uma pessoa com um sistema imunitário suprimido.

- Para prevenir esta e outras infecções, as pessoas devem usar luvas quando limpam as gaiolas, lavar bem as mãos depois de manusearem a ave e mandar examiná-la se ela mostrar quaisquer sinais de doença.

DOENÇAS CLOSTRIDIAIS

- Nas aves de companhia, como papagaios e periquitos, e nas aves de capoeira, a doença *clostridial* é uma infeção bacteriana do intestino delgado.
- Pode afetar vários órgãos do corpo, dependendo da *bactéria clostridial*

específica

bactérias envolvidas.

- Por exemplo, *o Clostridium perfringens* infecta tipicamente papagaios e periquitos, enquanto as aves de capoeira podem ser infectadas pelo *Clostridium botulinum (*que, por sua vez, causa botulismo através da produção da sua toxina).

Transmissão:

- A doença *clostridial* infecta uma ave ao entrar em contacto com alimentos e água contaminados, esporos ou bactérias (geralmente respirando-os) e superfícies contaminadas, como gaiolas, utensílios e caixas de nidificação.
- As aves também podem contrair a doença através de feridas infecciosas.
- Muitas vezes, será através de uma cloaca ferida ou traumatizada.
- A cloaca é a parte do corpo onde a urina, as fezes e os uratos são armazenados antes de serem eliminados do corpo da ave.
- O veterinário pode também considerar a redução das proteínas alimentares durante períodos de stress, exposição ou surtos da doença.

Patogenicidade:

- Os sintomas dependem do tipo de bactéria clostridial envolvida, mas todas produzem uma toxina.

- As bactérias Clostridium produzem algumas das toxinas mais potentes.
- Existem diferentes tipos de toxina; os tipos A e C causam a doença nas aves, enquanto o tipo B produz frequentemente a doença nos seres humanos.

Sinais:

Estas toxinas são responsáveis por muitos dos sintomas, incluindo:

- Deterioração rápida do estado de saúde,
- Perda de apetite, perda de peso, apatia,
- Fezes com sangue ou alimentos não digeridos.
- Mesmo depois de a ave estar curada da infeção bacteriana, a toxina permanecerá no corpo da ave e pode continuar a causar sintomas.

Prevenção:

- No entanto, a prevenção é mais fácil de efetuar do que os tratamentos.
- A doença *clostridial* nas aves pode ser evitada com algumas precauções simples.
- Isto pode incluir a criação de um ambiente sem stress, evitando a sobrelotação do espaço de vida de uma ave.
- As aves devem dispor de ar fresco e de uma boa ventilação.
- Certifique-se de que os alimentos para animais são corretamente armazenados e

que estão isentos de crescimento bacteriano.

- Os esporos bacterianos podem estar presentes em produtos à base de milho e cereais, bem como em granulados manufacturados ou alimentos extrudidos, e podem desenvolver crescimento bacteriano se as condições forem favoráveis.
- A desinfeção regular do ambiente de vida da ave ajudará a manter baixos os níveis de bactérias patogénicas.
- As aves devem também ter uma alimentação equilibrada e nutritiva.
- Parte da dieta nutricional deve incluir um probiótico *Lactobacillus* ou outra microflora boa.
- A investigação demonstrou que algumas estirpes de Lactobacillus excluem competitivamente *o Clostridium perfringens* do trato gastrointestinal dos frangos.
- Do mesmo modo, as aves de companhia serão protegidas.

Capítulo 3

Doenças fúngicas

ASPERGILOSE

- A aspergilose é uma doença respiratória das aves causada pelo fungo *Aspergillus*, que se encontra em quase todo o ambiente.
- *A. fumigatus* é a espécie mais comum de fungo que causa doenças, embora *A. flavus*, *A. niger* e outros também possam causar problemas. *O Aspergillus* cresce facilmente em ambientes quentes e húmidos.
- Os esporos microscópicos do fungo são transportados pelo ar e a falta de ventilação, a falta de saneamento, as condições de poeira e o confinamento apertado aumentam a probabilidade de os esporos serem inalados.

Causas predisponentes:

- Normalmente, o fungo não causa doenças, mas se a ave não tiver um sistema imunitário saudável, pode causar doenças.
- Os factores predisponentes incluem outras doenças, stress, má nutrição, má criação ou condições insalubres, outra lesão no sistema respiratório (por exemplo, inalação de fumo) e uso prolongado de certos medicamentos, como antibióticos ou corticosteróides.
- A combinação do número de esporos no ambiente e a presença de factores predisponentes determinam quais as aves que correm maior risco de contrair a doença.
- A aspergilose parece ser mais comum em papagaios e minahs do que noutras aves de companhia.

Sinais e lesões:

- Os sintomas respiratórios serão os primeiros a ocorrer, mas dependerão da localização das maiores áreas de colonização.
- A dificuldade em respirar, a respiração rápida e/ou a intolerância ao exercício são comuns.
- Se a syrinx (caixa vocal) estiver envolvida, pode ocorrer uma alteração na voz,

relutância em falar ou um "clique".

- As narinas podem ficar obstruídas ou pode ocorrer um corrimento.
- Eventualmente, o comprometimento respiratório grave pode matar a ave.
- Outros sinais e sintomas podem variar, dependendo dos outros órgãos envolvidos.
- Se alguma parte do sistema nervoso central tiver sido afetada, a ave pode apresentar tremores, um andar irregular ou vacilante, convulsões ou paralisia.
- Com o envolvimento do fígado, pode observar-se uma descoloração verde dos uratos e o veterinário pode sentir um fígado aumentado.
- Os sintomas generalizados e inespecíficos podem incluir perda de apetite que leva à perda de peso, perda de massa muscular, gota (articulações inflamadas e dolorosas devido a depósitos de urato), regurgitação, fezes ou diarreia anormais, micção excessiva, depressão e letargia.
- Os esporos podem penetrar nos ovos frescos ou em incubação e matar os embriões.
- A aspergilose pode seguir um de dois cursos - agudo ou crónico.
- As aves com aspergilose aguda têm grande dificuldade em respirar, diminuição ou perda de apetite, beber e urinar frequentemente, cianose (uma coloração azulada das mucosas e/ou da pele) e até morte súbita.
- O fungo afecta geralmente a traqueia, a siringe (caixa de voz) e os sacos aéreos.
- Os pulmões também podem ser afectados.
- O diagnóstico é geralmente efectuado através de um exame post-mortem.
- A aspergilose crónica é muito mais comum e, infelizmente, muito mais mortal devido à sua natureza insidiosa.
- A ave pode não se tornar sintomática até que a doença tenha progredido demasiado para ser curada.
- O sistema respiratório é o principal local de infeção. Aparecem nódulos brancos que acabam por corroer o tecido, e um grande número de esporos entra na corrente sanguínea.
- Os esporos viajam então por todo o corpo, infectando vários órgãos, incluindo

rins, pele, músculos, trato gastrointestinal, fígado, olhos e cérebro.

Diagnóstico:

- A aspergilose pode ser muito difícil de diagnosticar, uma vez que os sinais da doença imitam os de muitas outras doenças, especialmente na forma crónica.
- O veterinário precisará de um historial detalhado da evolução da doença e de uma descrição exacta da dieta e da criação da ave.
- Radiografias, um hemograma completo e um painel químico podem ajudar a apoiar o diagnóstico.
- A endoscopia pode ser utilizada para visualizar lesões na siringe ou na traqueia.
- Pode ser recolhida uma amostra para cultura e exame microscópico.
- Teste PCR para detetar a presença de *Aspergillus*, que pode confirmar o diagnóstico.
- O diagnóstico pode também ser apoiado por um painel de análises sanguíneas específico para detetar a aspergilose.
- No entanto, por vezes, o teste pode ser falsamente negativo ou falsamente positivo, pelo que os testes devem ser interpretados em combinação com os outros resultados.

Tratamento:

- Pode ser efectuada uma cirurgia para remover as lesões acessíveis.
- Os medicamentos antifúngicos, como o itraconazol e a anfotericina B, podem ser administrados por via oral, tópica, por injeção ou por nebulização, dependendo do medicamento.
- Há vários relatos de que o itraconazol pode ser mais tóxico para os papagaios cinzentos africanos, quando comparado com outras espécies.
- A terapêutica tem de ser continuada durante semanas a meses e pode ser utilizado mais do que um medicamento antifúngico.
- São frequentemente necessários cuidados de suporte, como oxigénio, calor suplementar, alimentação por sonda e tratamento de doenças subjacentes.
- Infelizmente, o prognóstico é sempre reservado.

Prevenção:

- Nunca é demais sublinhar a importância de uma boa criação e de uma alimentação correta para evitar surtos de aspergilose.
- Mantenha a sua ave num ambiente bem ventilado. Limpar todos os dias os pratos de comida e de água. Substituir regularmente o substrato (material que reveste o fundo da gaiola).
- Retire a sua ave e limpe bem as gaiolas, os brinquedos, os poleiros, etc., pelo menos uma vez por mês.
- Preste atenção a uma boa nutrição, oferecendo a combinação certa de frutas, vegetais, pellets e apenas uma pitada de "guloseimas".
- Essencialmente, deve fazer tudo o que puder para aliviar o stress na vida da sua ave e proporcionar um ambiente escrupulosamente limpo.

CANDIDÍASE

- A candidíase é uma infeção com a levedura *Candida albicans*. Trata-se de uma levedura que está normalmente presente em número reduzido no sistema digestivo das aves.
- Se o número de leveduras aumentar ou se houver alguma lesão no trato digestivo, *a Candida* pode causar problemas no trato digestivo e noutros órgãos, incluindo o bico e o sistema respiratório.
- *A candidíase* também pode infetar a pele, as penas, os olhos e o trato reprodutivo, mas é mais comum em aves não psitacídeas (aves que não pertencem à família dos papagaios).

Suscetibilidade e factores predisponentes:

- A candidíase é mais comum nas aves jovens, especialmente nas calopsitas. É também mais comum em aves com sistemas imunitários suprimidos.
- Atraso no esvaziamento das culturas.
- Utilização prolongada de antibióticos.
- Saneamento deficiente.
- Deficiência de vitamina A.
- Malnutrição (dietas só de sementes).

- Presença de outras infecções, como poxvírus ou *Trichomonas*.
- Presença de outros problemas de saúde, como traumatismos ou inalação de fumo.
- Stress, provocado pelo processo de transporte ou pela deslocação.

Sinais e lesões:

- Os sinais variam consoante os órgãos envolvidos.
- Pode haver apenas uma área envolvida, como a boca, ou todo o trato digestivo ou outros órgãos podem ser afectados ao mesmo tempo.
- As infecções da boca e do bico podem causar mau hálito e áreas brancas e elevadas (chamadas placas) com material espesso, transparente ou branco, na boca. Alguns sugerem que o interior da boca tem o aspeto de um tecido felpudo.
- As infecções do bico ocorrem frequentemente nas comissuras (onde os bicos superior e inferior se encontram).
- As infecções do papo podem causar regurgitação, depressão, perda de apetite, espessamento do papo, atraso no esvaziamento do papo e possível impactação do papo.
- Se a infeção ocorrer na parte inferior do trato digestivo, pode haver depressão, perda de apetite, perda de peso, vómitos e diarreia.
- Porque a absorção de nutrientes pelos intestinos é reduzida, a desnutrição pode frequentemente resultar se a infeção se tornar crónica.
- No trato respiratório, *a Candida* pode causar corrimento nasal, alteração da voz, dificuldade em respirar, respiração rápida e incapacidade de fazer exercício.

Diagnóstico:

- Uma vez que *a Candida* está normalmente presente no trato digestivo, o simples facto de encontrar a levedura nesse local não faz o diagnóstico de candidíase.
- Para além de uma cultura da área afetada e da descoberta de um grande número de organismos, o veterinário também terá em conta os sinais, os resultados de um exame físico, a história e a criação da ave e a presença de outras doenças.
- Para obter amostras para cultura e exame microscópico, a boca ou outra área acessível pode ser esfregada, ou pode ser utilizado um endoscópio para obter

amostras mais abaixo no trato digestivo.

Tratamento:

- O tratamento incluirá a administração de medicamentos antifúngicos, bem como a eliminação de quaisquer factores de risco, como uma dieta pobre, más condições sanitárias ou a presença de outras doenças.
- Os medicamentos antifúngicos incluem normalmente nistatina, flucitosina, cetoconazol, fluconazol e itraconazol.
- Para o tratamento de infecções orais ou cutâneas, pomada contendo anfotericina

B

pode ser aplicado.

Prevenção:

- Proporcionando um ambiente limpo e uma alimentação adequada, reduzindo ou eliminando quaisquer causas de stress e evitando o contacto com qualquer ave potencialmente doente, o risco de candidíase pode ser grandemente diminuído.
- Para as aves que estejam a tomar antibióticos prolongados, o veterinário pode aconselhar um medicamento antifúngico.
- Se ocorrer candidíase num viveiro de aves, pode ser adicionada nistatina às fórmulas de criação à mão. Todos os utensílios do viveiro devem ser limpos e desinfectados após utilização em cada ave (não utilizar qualquer utensílio em duas aves sem desinfetar entretanto).
- Quaisquer restos de leite em pó que possam ter sido contaminados com secreções de aves bebés devem ser eliminados.

LEVEDURA GÁSTRICA AVIÁRIA

- Doença causada por *Macrorhabdus ornithogaster (Megabacteria)* que provoca a debilitação crónica e a morte.
- As espécies mais susceptíveis são os periquitos (outros psitacídeos), os canários, os tentilhões e as avestruzes
- Ataca a camada de coilina na moela
- Prognóstico reservado
- Tratamento com anfotericina B oral

Capítulo 4

Doenças parasitárias

PARASITAS EXTERNOS

INFESTAÇÃO DE ÁCAROS

- Os dois ácaros mais comuns são os *Knemidokoptes* e *os Myialges*.
- A maioria dos ácaros habita a parte superficial da pele, provocando espessamento e descamação.
- Se o cere estiver envolvido, o bico fica malformado.
- Alguns ácaros são superficiais e podem ser encontrados através de raspagem da pele, enquanto outros ácaros penetram profundamente e requerem uma biopsia para o diagnóstico.

Agente causador:

- *O Knemidokoptes* provoca um tipo de sarna conhecido como "cara escamosa" e "pata escamosa". Este ácaro penetra nas zonas sem penas à volta da cernelha, do bico, dos olhos, do respiradouro e das patas.
- Diferentes espécies de ácaros afectam diferentes espécies de aves.
- *A Knemidokoptes* é mais frequentemente encontrada em periquitos, mas também foi registada noutras espécies de aves.

Transmissão:

- Os ácaros da perna escamosa passam aparentemente todo o seu ciclo de vida na ave.
- Penetram no epitélio (camada superior da pele) e formam túneis.
- Os ácaros são transmitidos de ave para ave através de uma proximidade prolongada ou contacto direto.
- Alguns especialistas consideram que os ácaros são transmitidos aos animais sem penas

A doença pode ser causada por um vírus que pode ser transmitido aos descendentes no ninho e pode causar doenças se a ave for geneticamente suscetível, se estiver stressada ou se o seu sistema imunitário estiver enfraquecido.

Sinais:

- As lesões desenvolvem-se muito lentamente, pelo que uma ave infetada pode parecer normal durante um longo período de tempo.
- Pensa-se que estes ácaros são adquiridos no ninho, permanecendo a infeção latente durante um longo período de tempo.
- Pequenas lesões semelhantes a verrugas, que não provocam comichão, aparecem nas comissuras do bico ou à volta da cere.
- A infestação avançada espalha-se para as partes do corpo que não têm penas.
- O bico e a pele afectados desenvolvem um aspeto rugoso em forma de favo de mel, constituído por pequenos buracos e túneis.
- O bico fica distorcido à medida que os ácaros afectam a zona de crescimento. Muitas aves necessitarão de aparar e moldar o bico durante toda a vida.
- Os canários e os tentilhões têm mais frequentemente as pernas e os pés afectados por estes ácaros. As patas ficam escamosas e com crostas e as garras crescem demasiado e ficam rachadas. As aves afectadas tornam-se frequentemente incapazes de se empoleirar.
- Podem ocorrer infecções bacterianas secundárias e artrite.

Diagnóstico e tratamento:

- O diagnóstico é feito através da identificação dos ácaros da pata escamosa ou dos ovos numa raspagem da pele retirada da área afetada.
- O tratamento de eleição para as aves com lesões de ácaros da pata escamosa, e para todas as aves que tenham tido contacto com eles, é a ivermectina.
- Podem ser necessários 2-6 tratamentos com intervalos de 10 dias para eliminar completamente os ácaros.
- A ivermectina pode ser aplicada na pele atrás do pescoço, administrada por via oral ou injectada. A moxidectina também tem sido utilizada topicamente.
- É muito importante utilizar a concentração correta de ambos os medicamentos.
- Alguns outros tratamentos são menos eficazes e podem ser muito tóxicos se

forem ingeridos ou entrarem em contacto com os olhos.

- No passado, foi aplicado óleo mineral nas lesões, mas é confuso e pode resultar em efeitos secundários indesejáveis, incluindo penas oleosas e aspiração do óleo mineral.
- Além disso, uma vez que os ácaros podem estar em qualquer parte do corpo, tratar apenas a área afetada com algo como óleo mineral não matará todos os ácaros.
- Se estiverem presentes lesões abertas, podem ser administrados antibióticos para prevenir ou tratar infecções bacterianas secundárias.
- A gaiola, as tigelas, os brinquedos e outros objectos deveriam ser limpos e desinfectados. Os artigos que não possam ser facilmente desinfectados deveriam ser retirados e substituídos.

ARTRÓPODES

- Os artrópodes parasitas das aves incluem os ácaros, os piolhos e as carraças. As infestações podem ocorrer na pele ou nas penas, embora algumas possam infestar o trato respiratório.
- Alguns destes parasitas têm todo o seu ciclo de vida na ave, enquanto outros vivem parte da sua vida no ambiente.
- Os sintomas incluem roer as penas, perda de penas, má qualidade das penas e inflamação da pele.
- Os parasitas podem por vezes ser vistos na ave a olho nu.
- O tratamento depende do artrópode encontrado.

PARASITAS INTERNOS

NEMATODES

- Chamados vermes redondos, podem ser encontrados em quase todos os sistemas do corpo da ave. São mais frequentemente associados ao trato intestinal.
- Lombrigas" é também o termo habitualmente utilizado para descrever os "ascarídeos", que são nemátodos intestinais do género "*Ascaris*". "Uma infeção por lombrigas é designada por "ascaridíase".
- A infestação ocorre quando a ave ingere os ovos que têm

contaminou os alimentos, a água, os brinquedos ou o solo.

- Os nemátodos podem afetar quase todos os sistemas do corpo, incluindo o sistema digestivo

  trato respiratório, coração e vasos sanguíneos, cérebro, olhos e tecido conjuntivo.
- As lombrigas intestinais são um parasita comum nas aves de companhia, especialmente nas calopsitas, periquitos e araras importadas. São também mais comuns em aves que são mantidas ao ar livre com acesso ao solo.
- As aves com uma infestação grave apresentam normalmente sinais como falta de apetite, fraco crescimento ou diarreia. Alguns tipos de nemátodos invadem o trato respiratório causando dificuldades respiratórias.

Ciclo de vida:

- Os vermes redondos intestinais nas aves têm um ciclo de vida direto.
- Uma ave ingere os ovos do parasita, geralmente como resultado da ingestão de alimentos ou água contaminados. Os ovos eclodem em larvas no intestino delgado. Aí, transformam-se em adultos.
- Os vermes acasalam e as fêmeas produzem ovos que são eliminados nas fezes.
- Os ovos tornam-se infecciosos depois de permanecerem no ambiente durante pelo menos 2-3 semanas.
- Podem persistir num ambiente húmido durante muito tempo.

Sinais:

- As aves com infestações de lombrigas intestinais podem desenvolver diarreia, anorexia (perda de apetite) e perda de peso.
- Algumas aves podem regurgitar ou ter uma quantidade reduzida de fezes.
- As aves jovens podem ficar atrofiadas.
- Em infestações graves, os vermes podem causar uma obstrução parcial ou total do intestino, o que pode acabar por causar a morte da ave.

Diagnóstico:

- Os vermes adultos, que têm geralmente 1-1^ polegadas de comprimento, são raramente vistos.

- Normalmente, uma infestação intestinal por lombrigas é diagnosticada através da identificação dos ovos nas fezes da ave.
- É utilizada uma solução de flutuação para separar os ovos do resto das fezes e a amostra resultante é examinada microscopicamente.
- O diagnóstico é feito através da observação dos vermes nas fezes ou, mais frequentemente, através de um exame do material fecal ao microscópio.

Tratamento:

- O tratamento é feito com piperazina, fenbendazol, ivermectina ou pirantel pamoato, e é tipicamente repetido em 14 dias.
- Alguns deles não devem ser utilizados em determinadas espécies, por exemplo, o fenbendazol não deve ser utilizado em algumas das aves mais pequenas, como canários e calopsitas.
- As aves com infestações graves necessitam frequentemente de tratamento de apoio e de suplementação nutricional.
- Recomenda-se frequentemente a repetição do tratamento dentro de 10-14 dias. Para além do tratamento da ave, o ambiente também deve ser tratado ou ocorrerá uma reinfeção.
- As gaiolas, as tigelas de comida e água, as áreas de nidificação e quaisquer brinquedos ou outros artigos possivelmente contaminados com fezes deveriam ser lavados e secos cuidadosamente.
- Os ovos são resistentes a quase todos os desinfectantes; a limpeza a vapor após a remoção de quaisquer fezes visíveis matará os ovos.

Prevenção:

- Para prevenir os vermes redondos, coloque todas as novas aves em quarentena e mande efetuar uma análise fecal. Se as aves forem mantidas no exterior, limite o seu acesso ao solo e às aves em liberdade.
- Utilize uma boa higiene, limpando regularmente a gaiola, as tigelas, as áreas de nidificação e outros objectos.
- Um ambiente seco diminui a capacidade de sobrevivência dos ovos.

TREMATODES E CESTODES

(VERMES E TÉNIAS)

- As aves de companhia em gaiolas deveriam ter muito pouco risco de exposição a vermes e ténias. Estes parasitas têm um ciclo de vida indireto que requer um hospedeiro intermediário, como um caracol ou uma minhoca.
- O hospedeiro intermediário come o ovo do parasita e depois, por sua vez, a ave come o hospedeiro intermediário, infestando-se com o parasita.
- O tratamento é efectuado com praziquantel ou epsiprantel. Remover diariamente o material fecal e evitar que a ave ingira hospedeiros intermédios deverá ajudar a evitar que a ave contraia trematodes e cestodes.

PROTOZOÁRIOS

- Os protozoários parasitas são um grupo diverso que inclui **coccídios, Giardia e cryptosporidia**.
- Os dois primeiros podem causar fezes com sangue e diarreia.
- O diagnóstico é feito através do exame de uma amostra fecal muito recente. As aves infectadas com coccidia são geralmente tratadas com amprolium, e as que têm infecções por Giardia são tratadas com metronidazol.
- A Cryptosporidia afecta as células do trato respiratório e intestinal, causando sintomas como diarreia grave, corrimento nasal, sinusite e tosse.
- Atualmente, não existe um tratamento eficaz. Mais uma vez, é necessário reduzir a contaminação fecal para evitar a infeção com os protozoários.

Capítulo 5

Diversos

Perturbações

ENCADERNAÇÃO DE OVOS

- A ligação do óvulo ocorre quando o óvulo não passa pelo sistema reprodutor a um ritmo normal.
- Ocorre quando há dificuldade em pôr um ovo devido a uma obstrução.
- Ambos são problemas comuns, e muitas vezes evitáveis, nas aves de companhia.
- Ambos podem ocorrer em aves fêmeas não expostas a um companheiro, uma vez que os ovos podem ser formados e postos sem a presença de um macho.
- Se forem diagnosticadas e tratadas precocemente, o resultado é geralmente muito bom. Se uma destas doenças se prolongar demasiado, podem ocorrer complicações e a morte, especialmente nas aves mais pequenas.

Causas predisponentes:

- Espécies: A atadura de ovos é mais comum em aves mais pequenas, como periquitos, periquitos, calopsitas, pombinhos, canários e tentilhões.
- Ligação: O risco é maior nas aves fêmeas solteiras que estão fortemente ligadas ao seu proprietário. As aves que demonstram uma forte ligação a espelhos ou a determinados brinquedos podem também ter uma maior frequência de ovos ligados.
- Número de ninhadas: As aves que produzem ninhadas repetidas em resultado de más práticas de reprodução (por exemplo, ovos ou aves jovens retirados demasiado cedo, aves reprodutoras fora de época) ou de uma postura excessiva de ovos desenvolvem frequentemente problemas de saúde que resultam na fixação dos ovos.
- Idade: As aves jovens que põem pela primeira vez, bem como as aves "sénior", ficam mais frequentemente sem ovos.
- Saúde reprodutiva: As galinhas com problemas reprodutivos anteriores ou as que têm um historial de postura de ovos malformados ou de casca mole são mais

propensas a ter ovos aglomerados.

- Má nutrição: As aves que seguem dietas só à base de sementes ou que têm deficiências de cálcio, vitamina A, proteínas, vitamina E ou selénio estão em maior risco.
- Saúde geral: A ligação dos ovos é mais comum nas aves com outros problemas de saúde, como a obesidade ou a falta de exercício, bem como nas que estão sob stress devido a condições ambientais, como uma temperatura inadequada.
- Anomalias dos ovos: Um ovo demasiado grande ou malformado, ou que não está posicionado corretamente, está partido ou unido a outros ovos.
- Genética: Certas linhagens de aves podem ser geneticamente predispostas à acumulação de ovos.

Sinais:

Os sinais variam consoante a gravidade da doença e podem incluir:

- Esforço abdominal
- Balançar ou abanar a cauda
- Abaixamento das asas (canários)
- Posição ampla (postura)
- Depressão
- Perda de apetite
- Coxeio ou paralisia das pernas (o ovo exerce pressão sobre os nervos que vão para as pernas)
- Abdómen distendido
- Excrementos colados na zona de ventilação (a ave não consegue levantar a cauda quando passa os dejectos)
- Penas esvoaçantes
- Fraqueza
- Dificuldade em respirar (o ovo retido exerce pressão sobre os sacos aéreos)
- Sentado no chão da gaiola
- Possível prolapso de parte do trato reprodutor (a parte interna do trato reprodutor é empurrada para fora de modo a ser visível como uma massa rosada que

sobressai da abertura cloacal)

- Ocasionalmente, morte súbita

Diagnóstico:

- O veterinário estabelecerá o diagnóstico com base nos sinais clínicos, na história, no exame físico e na radiografia (raios X) e/ou ecografia.
- Se a ave estiver muito stressada ou em choque, será necessário estabilizá-la antes de proceder a exames exaustivos.

Tratamento:

- O tratamento dependerá do estado da ave, da gravidade dos sinais, da localização do ovo e do período de tempo durante o qual a ave esteve presa ao ovo. Esta doença é mais grave nas aves mais pequenas (canários e tentilhões), que podem morrer em poucas horas se não forem tratadas.
- Para uma ave que apresente um mínimo de depressão, o tratamento pode incluir:
- Elevação da humidade e aumento da temperatura ambiente para 85-95°F
- Lubrificação do respiradouro
- Injeção de cálcio e, eventualmente, de vitaminas A, D e E e de selénio
- Administração de fluidos e dextrose
- Injeção de oxitocina ou arginina vasotocina, ou aplicação de um gel de prostaglandinas. Estes medicamentos provocam a contração do trato reprodutor e podem resultar na passagem do óvulo. Não devem ser utilizados se existir uma obstrução.
- Acesso contínuo a alimentos e água
- Uma ave mais gravemente afetada deve ser tratada primeiro para o choque e depois estabilizada. Após a estabilização, o tratamento adicional pode incluir:
- Administração de antibióticos e, eventualmente, de corticosteróides de curta duração
- Remoção manual do ovo pelo veterinário através da aplicação de uma ligeira pressão com os dedos. Este procedimento pode exigir anestesia.
- Limpeza e reparação de eventuais tecidos prolapsados
- Ovocentese, em que o conteúdo do óvulo retido pode ser removido passando

uma agulha no óvulo visível na cloaca ou através da pele do abdómen e no óvulo (ovocentese percutânea) se o óvulo não for visível. O ovo fica assim mais pequeno e mais fácil de passar.

- Cirurgia abdominal se o trato reprodutor do óvulo estiver rompido, se o óvulo se tiver desenvolvido fora do trato reprodutor (óvulo ectópico) ou se houver uma obstrução
- Cuidados de acompanhamento com antibióticos, fluidos, temperatura e humidade ambientais adequadas e suplementação nutricional

Complicações:

- Se não forem tratadas, a atadura dos ovos ou a distocia podem resultar em choque e morte, muitas vezes em poucas horas no caso das aves mais pequenas, como os canários e os tentilhões. Além disso, é mais provável que ocorram outras complicações, incluindo
- O ovo retido pode exercer pressão sobre os rins, afectando a sua função e saúde.
- Se o ovo se romper enquanto ainda estiver dentro da ave, pode ocorrer uma peritonite (uma inflamação grave da cavidade abdominal) com risco de vida.
- A ocitocina, a arginina vasotocina ou as prostaglandinas podem provocar contracções fortes que podem levar à rutura do trato reprodutor e à morte.
- O esforço constante pode provocar o prolapso do trato reprodutor ou da cloaca. Isto pode resultar em peritonite do ovo, infeção ou cicatrização que pode resultar em mais problemas com a ligação do ovo no futuro.

Prevenção:

- Fornecer a dieta correta
- Utilização de técnicas de reprodução adequadas, incluindo o momento da reprodução, a reprodução numa idade apropriada, a remoção de aves geneticamente predispostas do programa de reprodução e o fornecimento das condições ambientais corretas
- Tratamento da postura excessiva de ovos
- Proporcionar oportunidades adequadas de exercício e prevenir a obesidade
- Administração de hormonas para parar a postura dos ovos. Estas podem incluir

leuprolide ou gonadotropina coriónica humana

- Realização de uma cirurgia para remover o trato reprodutor (esterilização) para parar permanentemente a postura de ovos. Trata-se de um procedimento de alto risco nas aves devido ao seu tamanho muito pequeno e à delicadeza do trato reprodutor.

GOUT

- A gota é uma doença comum nos seres humanos, répteis e aves.
- O ácido úrico é um dos produtos finais da degradação das proteínas alimentares nas aves e noutros animais.
- O ácido úrico é eliminado do sangue pelos rins e excretado na urina.
- A gota pode ocorrer quando o nível de ácido úrico no sangue excede a capacidade dos rins para o eliminar.
- Na gota articular ou sinovial, o ácido úrico cristaliza-se nas articulações, ligamentos e bainhas dos tendões. Na gota visceral, os depósitos de ácido úrico encontram-se no fígado, baço, saco pericárdico (a cobertura do coração), rins e sacos aéreos.
- Quando o ácido úrico cristaliza nos tecidos, forma pequenos nódulos brancos chamado "tophi".

Tipos e causas:

- Existem dois tipos de gota.
- Na gota primária, o nível elevado de ácido úrico resulta de uma degradação anormal das proteínas.
- Pensa-se que a gota primária é hereditária nos seres humanos. Na gota secundária, o nível elevado deve-se à incapacidade dos rins de excretarem adequadamente o ácido úrico. Em muitos casos, a gota é secundária a uma doença renal, mas também pode estar associada a medicamentos, a determinadas doenças crónicas, a excessos alimentares, a uma dieta inadequada (rica em proteínas e, possivelmente, rica em vitamina D ou pobre em vitamina A), a uma má circulação sanguínea, à inatividade, à diminuição da ingestão de água ou à desidratação crónica, a algumas infecções e a outros factores ambientais que

afectam a capacidade dos rins para eliminar o ácido úrico.

Sinais:

- As articulações podem estar aumentadas, rígidas e dolorosas, e a ave pode mudar continuamente o peso de um pé para o outro e ter um andar arrastado.
- A ave pode não conseguir empoleirar-se e permanecer no chão da gaiola.
- Se as asas forem afectadas, a ave pode ficar incapaz de voar.
- Se outros órgãos internos estiverem envolvidos, pode haver uma diminuição do apetite, letargia, perda de peso e excrementos anormais.
- A ave pode apresentar uma mudança de temperamento ou morrer subitamente.

Diagnóstico:

- Depois de examinar a ave e obter uma história completa da dieta, dos factores ambientais, da disponibilidade de água e dos problemas de saúde e tratamentos anteriores, o veterinário suspeitará de gota.
- As radiografias e as análises sanguíneas para a deteção de ácido úrico ajudam a fundamentar o diagnóstico; a identificação de cristais de ácido úrico no líquido articular, nas biopsias ou nos tofos confirma-o.

Tratamento:

- Qualquer causa alimentar ou ambiental subjacente terá de ser corrigida.
- As aves com gota serão colocadas numa dieta pobre em proteínas. A vitamina A pode ser administrada a aves que tenham recebido uma dieta inadequada.
- É necessária uma hidratação adequada e pode ser necessário administrar fluidos.
- Podem ser utilizados medicamentos como o alopurinol ou a colchicina, mas a dosagem exacta e a segurança destes medicamentos nas aves ainda não foram determinadas.
- A maioria das aves terá de ser tratada para toda a vida ou a doença reaparecerá rapidamente se a terapia for interrompida.
- Se a artrite da gota for grave, é possível remover cirurgicamente os cristais de ácido úrico da articulação.
- Muitas vezes, os danos nas articulações ou nos órgãos são irreversíveis.

- Podem ser administrados medicamentos para as dores, como o butorfanol.
- Alterações na gaiola da ave, como a deslocação dos pratos de comida e de água para locais de fácil acesso e o aumento do diâmetro dos poleiros, podem ser úteis.
- O prognóstico para uma ave com gota é geralmente mau.

APANHA DE PENAS

- A apanha ou depenagem de penas é um problema comportamental das aves que resulta em danos nas penas e, ocasionalmente, na pele.
- As penas podem ser excessivamente depenadas e mastigadas, quebradas ou completamente

  removido.
- Esta condição pode ocorrer gradualmente ao longo de meses ou anos, ou em alguns casos

  casos, literalmente de um dia para o outro.
- Normalmente, a atividade limita-se a certas zonas do corpo, como o peito , as coxas ou as costas.
- Nalguns casos, as aves mastigam as penas de todo o corpo.
- No entanto, mesmo nos piores casos, as penas da cabeça permanecem intactas, uma vez que a ave não as consegue alcançar, e as penas de voo e as penas da cauda não são removidas.
- A localização da picada pode, por vezes, dar uma ideia da causa do problema.

Causas predisponentes:

Dieta:

- O crescimento saudável das penas requer uma dieta equilibrada.
- Sem uma nutrição adequada, as penas tornam-se secas e sem brilho, podem partir-se facilmente e não têm uma ultra-estrutura normal.
- Numa tentativa de repor as penas no seu estado normal, a ave irá arrancá-las em demasia e causar mais destruição, iniciando assim um ciclo vicioso de arranque e danos.

Stress e ambiente:

As aves são susceptíveis ao stress. As situações de stress mais comuns para as aves são:

- Mudança de casa/proprietário.
- Adição ou perda de um companheiro de gaiola ou de um membro da família humana.
- Falta de estímulo / aborrecimento.
- Falta de oportunidades de socialização.

As tensões podem resultar em comportamentos de deslocação: excesso de pelo e danos nas penas.

Socialização:

- A maioria dos papagaios vendidos são alimentados à mão, bebés. O primeiro ano de vida de uma ave é da maior importância para criar um indivíduo independente e equilibrado.
- Este processo pode ser frustrado por donos bem intencionados mas demasiado cuidadosos.
- O resultado é uma ave mal adaptada que, com o passar dos anos, irá demonstrar vários padrões de comportamento inadequados, um dos quais é o arranque de penas.
- É extremamente importante que os futuros proprietários de papagaios bebés estejam bem informados sobre a forma de criar uma ave jovem.

Doença interna:

- O arranque de penas pode ser um reflexo de dor ou desconforto.
- Uma ave que arranca as suas penas na base do pescoço pode ter uma infeção da cultura.
- Uma ave que mastiga os dedos dos pés pode ter lesões nervosas na perna e pode estar a sentir uma sensação de "formigueiro". O arrancamento de penas pode ser a primeira manifestação clínica de uma doença crónica sistémica.

Crescimentos externos e infecções:

A pele, as penas e os folículos (raízes) devem ser cuidadosamente examinados para detetar a presença de infecções virais, bacterianas ou fúngicas ou de quistos que possam levar ao arranque de penas.

Parasitas:

- Os parasitas internos ou externos podem causar comichão e subsequentes danos nas penas através da apanha.
- O animal pode ter sido vendido com estes parasitas ou pode tê-los contraído de outra ave.
- Uma vez infetada, a ave não consegue livrar-se sozinha destas pragas indesejáveis.

Fisiologia e Hormonas:

- Os níveis de hormonas reprodutivas nas aves flutuam durante o ano, o que leva a alterações comportamentais.
- Uma delas pode ser o arrancar de penas no abdómen das fêmeas para se prepararem para a postura dos ovos.
- Postula-se que, em alguns destes indivíduos, este comportamento não diminui, mas intensifica-se e transforma-se num arrancar de penas devido à frustração sexual. Nestes casos, têm sido utilizados tratamentos hormonais com sucesso variável.

Como lidar?

- O diagnóstico das origens deste sintoma começa com uma discussão sobre a vida e o ambiente da ave, um exame físico e um perfil aviário completo para eliminar a possibilidade de doença física, "Complete Avian Profile".
- Se for descoberto um processo de doença, este deve ser tratado medicamente.
- Devem ser efectuadas alterações ambientais e dietéticas, se for caso disso:

  -Proporcionar mais exercício

  -Adicionar, retirar ou alternar brinquedos

  -Transferência para uma dieta bem equilibrada ou granulada

  -Utilizar uma grande variedade de cores e tamanhos de alimentos para estimular

  - Mudar a ave para uma zona mais calma ou mais ativa, consoante o caso
- Se os aspectos ambientais, dietéticos e físicos estiverem em conformidade, o comportamento em si deve ser abordado.

- Esta experiência, que pode ser tão frustrante como gratificante, exige muitas vezes mudanças que envolvem tanto a ave como o seu proprietário:
  -Criar ou alterar rotinas.
  -Estabelecer o domínio da nutrição.
  -Reforçar os comportamentos positivos.
  -Ignorar os comportamentos negativos.

CESTOS DE PENAS

- Os quistos de penas apresentam-se como inchaços ovais ou alongados que envolvem um único ou vários folículos de penas.
- Embora possam ocorrer em qualquer local, são mais comuns nas penas primárias das asas.
- Um quisto de penas ocorre quando uma pena em crescimento é incapaz de se projetar através da pele e se enrola dentro do folículo. À medida que a pena continua a crescer, a massa aumenta e acumula-se um material exsudativo de consistência queijosa composto por queratina.
- Embora os quistos de penas possam ser observados em todas as espécies, a maior incidência verifica-se nas araras azuis e douradas e em certas raças de canários.

Causas:

Pensa-se que estes quistos de penas podem ser o resultado de:

- Uma predisposição hereditária - como em certas espécies de canários
- Ou adquirida como resultado de uma infeção ou trauma que envolva o folículo da pena.

Tratamento:

- O tratamento consiste na remoção cirúrgica dos folículos de penas afectados.
- Se o folículo for apenas incisado e a pena, com a sua acumulação de queratina, for removida, normalmente haverá recorrência.

BALDNESS

- A calvície é uma perda adquirida de penas na cabeça.
- É frequente nos canários.

- Acredita-se que um desequilíbrio hormonal e a genética sejam os responsáveis.

HIPERTROFIA CASTANHA

- Esta doença é frequente nos periquitos.
- A cere (a estrutura que contém as narinas) hipertrofia, tornando-se cornificada e queratinizada.
- Pode desenvolver uma aparência proeminente de "chifre".
- Esta condição é mais comum nas aves fêmeas e acredita-se que esteja associada à reprodução nas fêmeas e a tumores gonadais secretores de estrogénio nos machos.

POLIFOLHAS (POLIFOLICULITE)

- Os polifolículos são o crescimento de múltiplas hastes de penas a partir de um folículo.
- Pode não causar problemas ou pode estar associada a uma inflamação crónica das penas e da pele.
- Uma polifeliculite com comichão foi observada em pombinhos e periquitos
- A cauda e a zona dorsal do pescoço são as áreas mais frequentemente afectadas.
- Pensa-se que esta doença é causada por um vírus.

Referências

Altman, R.B., Clubb, S.L., Dorrestein, G.M., e Quesenberry, K. (1997): Avian

Avian Medicine and Surgery. Philadelphia, PA: W. B. Saunders Company.

Carpenter, J.W. (2013): Exotic Animal Formulary (4th ed.). Saint Louis, MO: Elsevier Saunders.

Coles, B.H. (2007): Essentials of Avian Medicine and Surgery (3rd ed.). Ames, IA: Blackwell Publishing Ltd.

Doneley, B. (2011): Avian Medicine and Surgery in Practice. Londres, Reino Unido: Manson Publishing Ltd.

Donnelly, T.M. e Mayer, J. (Eds.) (2013): Clinical Veterinary Advisor: Birds and Exotic Pets (Aves e animais de estimação exóticos). Saint Louis, MO: Elsevier Saunders.

Harrison, G.J., e Lightfoot, T.L. (2006): Clinical Avian Medicine. Palm Beach, FL: Spix Publishing Inc.

Hoefer, H.L. (Ed.) (1997): Practical Avian Medicine. Trenton, NJ: Veterinary Learning Systems.

Lynch, P.J. e Proctor, N.S. (1993): Manual of ornithology: Avian Structure and Function. New Haven, CT: Yale University Press.

Rosskopf, W.J., e Woerpel, R.W. (Eds.). (1996): Diseases of Cage and Aviary Birds (3rd ed.). Baltimore, MD: Williams and Wilkins.

Rupley, A.E. (Ed.). (2005): Clínicas Veterinárias da América do Norte, Prática de Animais Exóticos: Avian Pet Medicine. Philadelphia, PA: W. B. Saunders Company.

Samour, J. (2016): Avian Medicine (3rd ed.). Boston, MA: Elsevier.

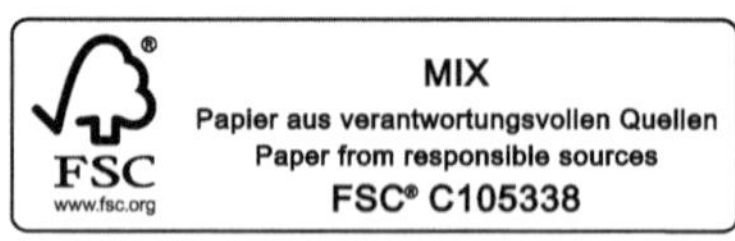

Printed by Books on Demand GmbH, Norderstedt / Germany